Ketogene Ernährung

Fett verbrennen leicht gemacht mit der
ketogenen Diät

I0413861

1. Auflage 2017

Meine Empfehlung

Um dir mehr Infos als in diesem Buch zu bieten, empfehle ich dir nachfolgend eine **Webseite** auf der du 2 Fragen zum Thema Abnehmen **komplett kostenlos** beantwortet bekommst.

Klicke hierzu einfach jetzt auf den nachfolgenden Link und stelle dort deine 2 Fragen:

http://www.erfolgreiche-fettverbrennung.de/u1/

Inhaltsverzeichnis

Kapitel 1
Was passiert während der ketogenen Ernährung im Körper?

Der Beginn einer Fastenkur wird oft mit einem unwohlen Körpergefühl begleitet. Der Körper muss sich erst an die Umstellung der Ernährungsweise gewöhnen. Die beschränkte Nahrungsaufnahme und die damit fehlenden Kohlenhydrate führen zu einem unangenehmen körperlichen Zustand. Ab einem bestimmten Zeitpunkt wandelt sich das Unwohlsein jedoch in ein Gefühl von Euphorie und Glück.

Während der Fastenkur benutzt der Körper zunächst für die notwendige Energieherstellung die vorhandenen Glykogenvorräte. Diese sind jedoch nach ein paar Tagen aufgebraucht und der Körper benötigt eine alternative Energiequelle und beginnt Fettsäuren in sogenannte Ketonkörper umzuformen.

Diese Umwandlung der Fettsäuren in Ketonkörper ist dann die neue Energiequelle für den Körper und die Fettsäuren gelten als Alternative für das Glykogen. Diese Situation wird dann als Ketose bezeichnet und dabei entsteht eine Freisetzung von Stoffen, die einem in einen Zustand der Euphorie versetzen.

Wie bereits erwähnt, entstehen während der Ketose Ketonkörper, auch Ketokörper genannt. Durch den Abbau der Fettsäuren entsteht aktivierte Essigsäure, wobei ein Teil dieser Moleküle anschließend die Ketonkörper bilden und zur Energiegewinnung genutzt werden.

Zu den Ketonkörper gehört unteranderem Aceton. Aus diesem Grund besitzt der Atem der Person, die sich ketogen ernährt oder eine Fastenkur macht, den Geruch von Aceton. Aceton wird zumeist mit einem sehr eigenwilligen Geruch verbunden und wird unteranderem als Nagellackentferner genutzt.

Die Umstellung des Stoffwechsels, die mit der Ernährungsumstellung einhergeht, erfolgt nicht sofort. Dies hat den Grund, dass der Körper die Enzyme, die zur Verarbeitung der gebildeten Ketonkörper notwendig sind, erst gebildet werden müssen. Solche Enzyme werden jedoch erst gebildet, wenn der Bedarf vorhanden ist, weshalb zunächst eine bestimmte Anzahl an Ketonkörper vorhanden sein muss. Wenn die Enzyme hergestellt wurden und die gebildeten Ketonkörper verarbeiten, kann man von einer Umstellung des Stoffwechsels zu einem sogenannten Hungerstoffwechsel sprechen.

Kapitel 2
Was ist der Fettstoffwechsel?

Um zu verstehen, wie die ketogene Ernährung funktioniert, ist es von Bedeutung, den Vorgang des normalen Fettstoffwechsels zu verstehen.

Adenosintriphosat, kurz ATP ist eine Form von Energie, die in unserem Körper vorliegt. Dieser besteht aus drei Phosphatgruppen, die sehr energiereich sind.

Durch Stoffwechselvorgängen in unserem Körper entsteht Energie, die genutzt wird, um an Adenosindiphosphat (ADP) ein weiteres Phosphat hinzuzufügen, woraus dann ATP entsteht. Wenn nun der Vorrat an Energie im Körper verbraucht wurde, wird Energie durch die Umwandlung von ATP zu ADP wiederhergestellt. Dies erfolgt durch die Abspaltung eines Phosphats vom ATP. So wird durch dieses System immer wieder Energie freigesetzt und wiederhergestellt.

Der Abbau der Produkte erfolgt in den Mitochondrien, die auch als Kraftwerke der Zelle bezeichnet werden.

Der Abbau von Fetten kann erst erfolgen, wenn die Fette in ihre einzelnen Bestandteile aufgelöst wurden. Die Bestandteile von Fetten sind Glycerin und drei Fettsäuren. Die Fettsäuren werden anschließend in die Mitochondrien transportiert. Damit die Fettsäuren durch die fettsäurebestehende Zellmembran der Mitochondrien gelangen, werden die Fettsäuren an einen weiteren Stoff, Carnithin, gebunden.

In diesem gebundenen Zustand werden die Fettsäuren in den Mitochondrien durch die sogenannte Beta-Oxidation in aktivierte Essigsäure (Acetyl-Coenzym A) umgewandelt. Diese Art der Energiegewinnung erfolgt im Vergleich zur Energiegewinnung mithilfe des Zuckers, deutlich einfacher.

Im Zitronensäurezyklus wird die aktivierte Essigsäure zur weiteren Energiegewinnung genutzt und letztendlich werden durch viele verschiedenen Reaktionen ATP gebildet. Dieser Vorgang stellt den zentralen Stoffwechselvorgang in den Zellen dar.

Kapitel 3
Was sind Ketonkörper und Ketose?

Was sind Ketonkörper?

Durch die Beta-Oxidation in den Mitochondrien werden die Fettsäuren abgebaut und in aktivierte Essigsäure umgewandelt. Dies bedeutet, dass eine Essigsäure mit dem Coenzym A verbunden ist.

Bei einer Fastenkur oder ketogenen Ernährung und dem dabei entstehenden Hungerstoffwechsel werden Ketonkörper durch jeweils zwei Moleküle hergestellt.

Diese Ketonkörper bestehen aus Acetoacetat, Aceton und 3-Hydroxybutyrat. Diese Verbindungen besitzen jeweils einem Sauerstoffatom, das mit einem Kohlenstoff durch eine Doppelbindung miteinander verbunden ist.

Die Herstellung der Ketonkörper findet in der Leber statt. Durch die Energiegewinnung werden die Ketonkörper wieder in aktivierte Essigsäure umgewandelt, die dann wiederum im Citratzyklus dazu genutzt wird, Energie zu gewinnen.

Was ist Ketose?

Als Ketose bezeichnet man den Zustand, wenn die Energiegewinnung durch die von Fettsäuren gebildeten Ketonkörper erfolgt und nicht mehr durch die Kohlenhydrate. Dieser Zustand ist auch durch verschiedene Testverfahren messbar. Diese Testverfahren konzentrieren sich jeweils auf verschiedene Arten von Ketonkörper in unserem Körper.

So können durch sogenannte Ketosticks das Acetoacetat in den Ketonkörper gemessen werden. Diese sind einfache Teststreifen, wo ein Farbwechsel des Streifens stattfindet, wenn der Urin der Testperson Ketonkörper enthält.

Eine andere Methode misst durch Messgeräte das 3-Hydroxbutyrat im Blut. Dieses Testverfahren ist wesentlich genauer, als die Ketosticks, dafür aber auch teurer als das andere Testverfahren.

Ketoazidose

Als Ketoazidose wird der Umstand beschrieben, wenn eine Übersäuerung des Blutes durch Acetessigsäure und 3-Hydroxybuttersäure stattfindet. Zu beachten ist, dass der Säuregehalt durch den pH-Wert gemessen wird. Geringe pH-Werte lassen auf einen erhöhten Säuregehalt schließen. Diese entsteht in der Regel durch einen beständigen Insulinmangel.
Insulin hat die Funktion, Zuckerstoffe in die Zelle aufzunehmen.

Falls die Aufnahme von Zucker gestört ist, kommt es zu einer verstärken Bildung von Ketonkörper. Diese werden aber nicht in die Zellen aufgenommen, sondern häufen sich im Blut an.

Betroffen sind oft Diabetiker, oder Menschen mit einem hohen Alkoholkonsum. Symptome einer Ketoazidose sind Atembeschwerden, Übelkeit, Erbrechen, ein allgemeines Schwächegefühl und vermehrter Durst. Es besteht sofortiger Behandlungsbedarf, da diese Krankheit lebensgefährlich ist.

Kapitel 4
Wie funktioniert die ketogene Ernährung?

Die Low-Carb-Ernährung erzielt ihren Abnehmerfolg dadurch, dass die Zufuhr von Kohlenhydraten um mehr als 50 Prozent reduziert wird. Dabei werden anstatt 120 Gramm nur noch 60 Gramm Kohlenhydrate pro Tag aufgenommen. Der Fettstoffwechsel wird dabei zwar angeregt, aber der Zustand der Ketose wird dabei aber nicht erreicht.

Aus diesem Grund gilt die ketogene Diät auch als eine extreme Form der Low-Carb-Diät, da mithilfe der ketogenen Diät der Zustand der Ketose erreicht werden kann. Dies wird nur dadurch ermöglicht, wenn die Kohlenhydratmenge unter 50 Gramm pro Tag liegt.

Dies wird auch durch die einschlägige Literatur bestätigt. Zu beachten ist, dass man sich nicht nur allein auf die Einhaltung der gegebenen Menge an Kohlenhydrate konzentrieren sollte, sondern auch andere wichtige Nährstoffe einnehmen sollte, vor allem die Erhöhung der Zufuhr der Fettmenge sollte berücksichtigt werden.

Die Bestandteile der Nahrung bei einer ketogenen Diät sollte aus 5 Prozent Kohlenhydrate, 35 Prozent Proteine und 60 Prozent Fett bestehen.

Ebenso wichtig bei der Diät ist die Einhaltung einer gewissen Struktur, denn Übergewicht entsteht oftmals durch eine unkontrollierte Ernährungsweise, die mit den jeweiligen Empfindungen der Person verbunden ist.

Es ist häufig kein Hungergefühl, das dich zum Essen bewegt, sondern vielmehr negative Gefühle, wie Ärger, Wut, Langeweile oder Langeweile. Um diesen Essverhalten entgegenzuwirken, sollte man sich auf eine bestimmte Anzahl von Mahlzeiten am Tag beschränken. Diese Struktur sollte dann konsequent eingehalten werden.

Anfänglich wurde durch die Ernährungswissenschaftler die Meinung vertreten, dass mehrere Mahlzeiten am Tag von Vorteil wären. Jedoch fand in den letzten Jahren ein Umdenken in der Wissenschaft statt, wobei die negativen Auswirkungen von mehreren Mahlzeiten am Tag ersichtlich wurden. Denn durch jede Nahrungsaufnahme findet die Ausschüttung Insulin durch die Bauchspeicheldrüse statt. Dadurch entsteht übermäßig viel Zucker, der den Fettabbau verhindert und somit der Diät entgegenwirkt. Selbst bei einer ketogenen Ernährung.

Der Anteil an Insulin der bei der ketogenen Diät ausgeschüttet wird, ist zwar geringer, als bei jeder anderen Ernährungsweise, jedoch ist weiterhin zu raten, die Anzahl der Mahlzeiten pro Tag möglichst gering zu halten, denn beinahe jede Mahlzeit enthält Kohlenhydrate.

Weiterhin sollte die Nahrungsaufnahme gut organisiert werden und die Gerichte und Nahrungsmittel für die Arbeit oder andere Unternehmungen möglichst planen und vorbereiten. Jedoch bietet sich bei der ketogenen Diät ebenso die Möglichkeit, sich die zu benötigten Lebensmittel und Zutaten auf dem Weg zur Arbeit oder anderem, zu beschaffen.

Aber anders, als bei einer Ernährung mit vielen Kohlenhydraten, wo die Bäckerei bevorzugt wird, ist bei der ketogenen Diät die Metzgerei der

Anlaufort, denn Fleisch und Wurst enthalten nur wenige Kohlenhydrate, dafür aber viel Fett und Proteine.

Neben den Kriterien der ketogenen Diät sind aber auch die allgemeinen Regeln des Abnehmens zu beachten. Abnehmen erfolgt nur durch Defizit der einzunehmenden Kalorien, zu dem Kalorienverbrauch, d.h. man sollte weniger Kalorien einnehmen, als man verbraucht. Überschüssige Kalorien bzw. Energien werden in Form von Fett angesetzt und wirken der ketogenen Diät entgegen und der Abnehmeffekt wird abgeschwächt.

Besonders bei der ketogenen Diät muss die Kalorienmenge berücksichtigen, da man nach der ketogenen Diät mehr Fette, als Kohlenhydrate zu sich nehmen soll und Fett deutlich kalorienhaltiger ist, als Eiweiß oder wie Kohlenhydrate. Denn Fett hat einen Kaloriengehalt von 9,3 pro Gramm, während Kohlenhydrate und Eiweiß nur jeweils einen Kaloriengehalt von 4,1 pro Gramm besitzen.

Des Weiteren hat die Flüssigkeitsaufnahme auch bei der ketogenen Diät einen hohen Stellenwert, denn die in den Fettzellen des Körpers enthaltenen Giftstoffe werden durch den Abbau von Fett abgebaut und durch eine regelmäßige und hohe Flüssigkeitszufuhr entsteht ein besseres Körperbefinden. Aber auch dabei ist wichtig zu beachten, dass keine weiteren Kohlenhydrate aufgenommen werden.

Deshalb wird Wasser oder ungesüßter Kräutertee empfohlen. Umstritten ist die Frage nach der Zugabe von Süßstoff, manche gehen davon aus, dass Süßstoff keine negativen Auswirkungen auf den Fettstoffwechsel hat und manche sind der Meinung, dass dieser den Fettstoffwechsel beeinträchtigt.

Kapitel 5
Vor- und Nachteile der ketogenen Ernährung

Vorteile der ketogenen Ernährung

Die ketogene Ernährung bietet viele Vorteile, die nun im Folgenden beschrieben werden sollen:

1. Es erfolgt eine effektive und rasche Gewichtsabnahme durch Abbau der Kohlehydrate.

2. Durch die Reduzierung der Kohlenhydrate auf nahezu Null, wird die Nutzung von Fett als alleinige Energiequelle begünstigt.

3. Der durch die ketogene Ernährung entstandene Zustand der Ketose führt durch die Bildung von Ketonkörper zu einer gehobenen Stimmung, da Stoffe ausgeschüttet werden, die zu Euphorie führen. Dies führt zu einem besseren Befinden während des Abnehmprozesses und ist besonders

förderlich für die Motivation, die Diät fortzufahren.

4. Ebenso hat die ketogene Ernährung eine positive Wirkung auf Krankheiten, im besonderen Krebs. Die kohlenhydratarme Ernährungsweise beeinträchtigt das Wachstum der karzinogenen Zellen, da Kohlenhydrate durch den Zucker das Wachstum der Krebszellen begünstigen. So wird die ketogene Diät zunehmend als unterstützende Behandlungsmethode gegen den Krebs angewendet.

5. Weiterhin hat die ketogene Diät auch eine positive Wirkung auf andere Erkrankungen, wie Alzheimer oder Epilepsie.

Nachteile der ketogenen Ernährung

Wie jede Diät, so hat auch die ketogene Diät gewisse Nachteile, die im Folgenden näher beschrieben werden sollen:

1. Die Beendigung der ketogenen Ernährung kann möglicherweise dazu führen, dass der sogenannte Jo-Jo-Effekt auftritt. Allgemein wird damit die starke Gewichtszunahme nach einer Diät bezeichnet. Aus diesem Grund, sollte die ketogene Ernährung nicht nur phasenweise angewendet werden, sondern dauerhaft und in den Alltag integriert werden. Es ist auch nicht davon auszugehen, dass diese Lebensart negative gesundheitliche Folgen für die anwendende Person hat.

2. Als weitere mögliche Folge durch die ketogene Ernährungsweise kann Mundgeruch auftreten. Einer der entstehenden Ketonkörper ist Aceton. Dieser wird nur in geringer Menge produziert und besitzt nur eine niedrige Rolle bei der Energiegewinnung, kann aber dennoch dazu führen, dass der Atem nach Aceton, also etwa wie Nagellack, riecht.
Diese Auswirkung kann nicht komplett ausgeschlossen werden, aber neutralisiert werden. Dazu ist es notwendig, eine gründliche Mundpflege, durch regelmäßiges Zähneputzen und Mundwasser,

durchzuführen, sowie eine gewissenhafte Körperhygiene zu betreiben.

Kapitel 6
Alles über die wichtigen Fettsäuren

Ein wichtiges Merkmal der ketogenen Ernährung ist die erhöhte Aufnahme von Fetten. Deshalb ist es von Bedeutung, die Unterschiede der Fettsäuren zu beachten. Denn es gibt gesunde und ungesunde Fette, die gesundheitsschädigende Wirkung auf den Körper haben können.

Ungesunde Fette, insbesondere mit Cholesterin-Anteil führen zu einem Anstieg des Cholesterinspiegels. Besonders das LDL-Cholesterin hat eine sehr schädigende Wirkung. Durch einen hohen Cholesterinspiegel können Arterienverkalkungen entstehen.

Arterienverkalkungen bewirken, dass sich Gefäße verschließen und der stetige Blutfluss beeinträchtigt wird. Insbesondere in engen Gefäßen kann eine solche Verschließung zu schwerwiegenden Gesundheitsschädigungen führen. Betroffen sind dann vor allem das Herz und das Gehirn.

Wenn die Versorgung des Herzes durch Blut beeinträchtigt ist, kann dadurch ein Herzinfarkt entstehen, der lebensgefährlich ist. Eine frühzeitliche Entdeckung der Erkrankung, sowie eine Operation können das Problem beheben und womöglich sogar das Leben retten.

Um solche gesundheitliche Probleme vorzubeugen, sollten bei der ketogenen Diät bevorzugt gesunde Fette, also pflanzliche Fette eingenommen werden. Insbesondere Rapsöl und Olivenöl haben nicht nur keine schädigende Wirkung, da sie kein Cholesterin enthalten, sie wirken vielmehr gesundheitsfördernd auf die Gefäße.

Ebenso wie Kokosöl. Fisch enthält Omega-3-Fettsäuren, die eine besonders vorbeugende Wirkung auf Arterienverkalkungen haben.

So sollte bei einer kohlenhydratarmen Ernährung beachtet werden, dass man vorrangig nur hochwertige Fette aufnimmt. Das Internet bietet dazu einige Auflistungen der enthaltenen Fettsäuren in den jeweiligen Nahrungsmitteln.

Ebenso bietet dieses Buch auch zahlreiche abwechslungsreiche Rezepte mit gesunden Fetten.

Kapitel 7
Lebensmittelauswahl bei der
ketogenen Ernährung

Die ketogene Ernährung ist in der Anwendung prinzipiell einfach. Lebensmittel, die keine oder nur eine geringe Menge an Kohlenhydraten enthalten, eignen sich für die ketogene Ernährung. Grundsätzlich gilt maximal 15g Kohlenhydrate pro 100g Lebensmittel.

Nach täglicher Anwendung der ketogenen Ernährung, wirst du ein Bewusstsein dafür haben, welche Lebensmittel kohlenhydratarm, und welche Lebensmittel fettreich, mit hochwertigen Fettsäuren angereichert, sind und eine Liste wird nicht mehr benötigt. Die nachfolgende Liste ist nicht vollständig und bietet lediglich einen Überblick, um ein prinzipielles Verständnis für die ketogene Ernährung zu bieten.

Diese Nahrungsmittel sind für die ketogene Diät geeignet

Fleisch und Fisch: Jegliche Art von Fleisch ist im Prinzip bedenkenlos zu verzehren, es gibt dabei nur wenige Einschränkungen. Beim Fisch sind besonders die fetten Sorten, wie Aal oder Lachs zum Verzehr geeignet.

Eier: Der Verzehr von Eiern ist ohne Einschränkungen. Erlaubt sind sämtliche Zubereitungsarten, lediglich die Zubereitung von Omeletts mit zuckerhaltiger Fülling entsprechen nicht der Ernährungs-und Diätform.

Nüsse: Besonders optimal für die ketogene Ernährungsweise sind Nüsse, da größtenteils diese Pflanzenfette, aber nur eine geringe Menge an Kohlenhydrate, enthalten.

Nüsse, die verzehrt werden dürfen:

- Walnüsse
- Haselnüsse

- Mandeln
- Macadamia-Nüsse

Obst: Obst ist sehr zuckerhaltig, dies bedeutet, eine Menge an Kohlenhydraten. Obst sollte aus diesem Grund nur sporadisch verzehrt werden. Beachte dabei den Grundsatz von maximal 15g Kohlehydraten pro 100g Lebensmittel.

Gemüse: Bei Gemüse, muss man beachten, welche Sorte, man verzehren kann. Manche Sorten haben einen hohen Anteil Kohlenhydraten, andere Sorten haben nur einen geringen Anteil an Kohlenhydraten.

Erlaubte Sorten von Gemüse sind:

- Gurken
- Salat
- Pilze
- Oliven
- Radieschen
- Spinat
- Zuckerschoten
- Tomaten

Milchprodukte: Es gibt eine große Auswahl an Milchprodukten, die sich für die ketogene Ernährung eignen. Milch allerdings ist nicht zu empfehlen, da Milch einen hohen Milchzuckergehalt enthält.

Folgende Produkte können bedenkenlos verzehrt werden:
- Butter
- Frischkäse
- Griechischer Joghurt
- Parmesankäse und alle anderen fettreichen Käsesorten

Diese Nahrungsmittel sind nicht für die ketogene Diät geeignet

Alkohol: Alkohol ist im Allgemeinen nicht zu empfehlen, zu verzehren, da dieser den Fettabbau verhindert. Soll auf Alkohol nicht verzichtet werden, dann sind folgende Sorten von Alkohol, aufgrund des wenigen Zuckeranteils, entsprechend der ketogenen Ernährung, geeignet:

- Brandy
- Trockene Weine
- Wodka
- Whisky
- Champagner

Süßigkeiten: Süßigkeiten sollten zumeist vermieden werden, da sie immer einen sehr hohen Zuckeranteil pro 100g haben. Möchte man jedoch nicht vollständig auf Süßes verzichten, dann möglichst Zartbitterschokolade mit einem sehr hohen Anteil an Kakao mit mehr als 70 Prozent und Honig. Diese sollten aber lediglich nur in wenigen Mengen verzehrt werden. Als Süßstoff eignet sich wunderbar als Süßstoff.

Obst: Da Obst viel Zucker enthält, ist dieses wie bereits ausgeführt, nur bedingt und in geringen Mengen zu verzehren.

Gemüse: Kürbis, Karotten und Süßkartoffeln sind nur gelegentlich und in minimaler Menge einzunehmen.

Kapitel 8
Welche Arten der ketogenen Ernährung gibt es eigentlich?

Zahlreiche Diäten entsprechen der ketogenen Ernährung, deren gemeinsames Merkmal die strikte Reduzierung der Kohlenhydratzufuhr beinhaltet. Jedoch weisen diese Diätformen hinsichtlich ihrer Durchführung mehrere Unterschiede auf. Verschiedene Formen der kohlenhydrateingeschränkten Ernährungsweise werden im Folgenden nun beschrieben.

Die Atkins-Diät

Die Ernährungsweise der Atkins-Diät verläuft in vier Phasen.

Der Kohlenhydratanteil ist zu Beginn dieser Ernährungsform, den die anwendende Person zu sich nehmen darf, pro Tag sehr gering, im weiteren Verlauf der Atkins-Diät wird sich der Anteil an

Kohlenhydraten erhöhen.

Vorerst ist das Ziel der Atkins-Diät die Gewichtsabnahme, ist das Wunschgewicht erreicht, wird die Ernährung ein weiteres Mal umgestellt. Die nun vorherrschende Ernährungsweise soll nun dauerhaft beibehalten werden. Eine feststehende Ernährung verhindert auch so den Jo-Jo-Effekt.

Bemerkenswert bei der Atkins-Diät ist, dass eine Zählung der Kalorien, sowie ein Sportprogramm nicht notwendig sind. Der Abnehmerfolg erfolgt einzig durch die Ernährungsweise.

Nun sollen die verschiedenen Phasen ausführlich beschrieben werden:

Phase I

Diese Phase wird als Einleitung zu eigentlichen Diät verstanden, so wird diese Phase durch Atkins als Einleitungsdiät bezeichnet. Diese umfasst 14 Tage. Der adäquate Kohlenhydratanteil pro Tag ist 20 g. Fleisch und Eier sind die geeigneten Lebensmittel für die Ernährung in dieser Phase, da diese eine optimale Zusammenstellung an Aminosäuren enthalten, die die Person zu sich nehmen. Kohlenhydrate sollten selbstredend größtenteils vermieden werden und in Form von Salat und Gemüse eingenommen werden.

Es erfolgt eine Anregung der Verdauung durch zahlreichen Ballaststoffe, die aufgenommen wurden.

Verboten sind offensichtlich Brot und Nudeln, also jegliche Getreideprodukte, da diese der Kohlenhydrathaltig sind.

Es ist zu empfehlen, während dem Verlauf der Atkins-Diät ärztlich beobachtet und unterstützt zu werden. Dieser kann durch die Messung der Blutwerte feststellen, zu welchem Zeitpunkt, die Stufe der Ketose (also der Zustand, wenn Fett als Energiequelle genutzt wird, und nicht wie üblicherweise Kohlenhydrate) erreicht wurde.

Phase II

Die darauffolgende Phase bezeichnet Atkins als

Reduktionsdiät. Der Anteil an Kohlenhydraten, die täglich eingenommen werden würden, wird jeweils um 5 Gramm erhöht. Wesentlich dabei ist die tägliche Gewichtskontrolle, um den richtigen Zeitpunkt zu ermitteln, wo durch die Ernährung nicht mehr abgenommen werden wird.

Ab diesem Zeitpunkt wird die Menge an Kohlenhydrate nicht mehr täglich erhöht. Die nun tatsächlich eingenommene Menge an Kohlenhydrat wird schließlich erneut um 5 Gramm verringert. Im Allgemeinen liegt der durchschnittliche Anteil an Kohlehydraten zwischen 40 bis 60 Gramm pro Tag.

Phase III

Die dritte Phase, auch genannt, als die Vor-Erhaltungsdiät, ist sehr herausfordernd und benötigt sehr viel Disziplin und Entschlossenheit, da durch die wiederholten Umstellungen der Ernährung wurde der Körper sehr belastet. Schließlich wird die Kohlenhydratmenge nun pro Tag um je 10 Gramm gesteigert.

Phase IV

In dieser letzten Phase wird die Ernährungsweise ein letztes Mal umfassend umgestellt. Im Focus steht der Aufbau einer Mischkost. Dazu gehört zu der Ernährungsweise eine Kombination aus viel Obst, Gemüse, Fisch und Fleisch.
Weiterhin zu vermeiden sind selbstverständlich Teigwaren und Brot.

Die Anabole Diät

Im Gegensatz zur Atkins-Diät besitzt die Form der Diät lediglich zwei Phasen. Diese Phasen werden im stetigen Wechsel durchgeführt und haben einen Verlauf von 6 bis 8 Tagen.

Phase I

Zu Beginn, in der ersten Phase wird die Menge an Kohlenhydraten, die täglich eingenommen werden radikal reduziert, sodass täglich nicht mehr als 5 Gramm Kohlenhydrate eingenommen werden sollen.

Hauptsächlich soll in dieser Phase Fett (60 Prozent) und anteilig dazu 30 Prozent Eiweiß eingenommen werden.

Besonders wichtig ist in dieser Phase die Kontrolle der eingenommenen Kalorien. Die Menge an eingenommenen Kalorien darf trotz kalorienreichen Mahlzeiten nicht den täglichen individuellen Kalorienbedarf des Körpers überschreiten. Den persönlichen Kalorienbedarf, der einem täglich zur Verfügung steht, kann im Internet ausgerechnet werden.

Die Dauer der ersten Phase umfasst 5 bis 6 Tage.

Phase II

Die auf die erste Phase folgende Phase zwei verläuft zwischen einen oder zwei Tagen. In dieser Phase findet eine weitere umfassende Ernährungsumstellung statt. Vor allem sollen zu diesem Zeitpunkt Kohlenhydrate eingenommen werden. 60 Prozent der Ernährung soll aus

Kohlenhydraten bestehen. Weitere 30-40 Prozent durch Fett und 10 bis 15 Prozent aus Eiweiß. So soll das Muskelwachstum aktiviert und der Gykogenspeicher des Körpers wiederaufgefüllt werden.

Nach Beendigung der Phase zwei, wird die erste Phase wieder begonnen.

Durch diesen Kreislauf aus Phase I und Phase II erfolgt ein Gewichtsverlust von bis zu einem Kilogramm pro Woche, wobei die Muskelmasse, trotz dieser raschen Abnahme des Gewichtes, größtenteils erhalten bleibt.

Kapitel 9

Ist die ketogene Ernährungsform für mich geeignet?

Der größte Fehler beim Abnehmen ist die falsche Mentalität: Der Focus liegt auf der Gewichtsabnahme. Ist das Ziel, das Wunschgewicht erreicht, wird die Diät abgebrochen oder alte Essgewohnheiten werden wiederaufgenommen. Dies führt dazu, dass der sogenannte Jo-Jo-Effekt auftritt. Wenn die ketogene Diät nur als eine kurzzeitige Maßnahme aufgefasst wird, führt dies unweigerlich wieder zu einer Gewichtszunahme.

Aus diesem Grund ist es von wesentlicher Bedeutung, dass die ketogene Ernährung als dauerhafte Lebensweise begriffen wird und ins tägliche Leben integriert wird. Der Lebensalltag muss nicht komplett verändert, sondern lediglich ein wenig angepasst werden.

Viele Anwender der ketogenen Ernährung sind vollkommen zufrieden mit dieser Ernährungsumstellung. Ebenso kann die

Lebensqualität durch diese neue Art der Ernährung gesteigert werden. Oft wird diese Ernährung nicht nur zur Gewichtsabnahme benutzt, sondern kann auch bei chronischen Erkrankungen, wie Epilepsie, angewendet werden.

Durch die Ernährung können die Symptome von Epilepsie deutlich verringert werden. Betroffene erfahren durch die lebenslange kohlenhydratarme Ernährung ein verbessertes Lebensgefühl. Solche Erfahrungen sind der perfekte Anstoß für Veränderungen, in diesem Fall eine Ernährungsumstellung.

Durch den starken und schnellen Gewichtsverlust besteht oft die Sorge um eine unkontrollierte Gewichtsabnahme aufgrund der ketogenen Ernährung, sodass dies gesundheitliche Auswirkungen auf den Körper hat. Diese Sorgen sind jedoch völlig unbegründet.

Eine unkontrollierte Gewichtsabnahme wird nämlich durch eine besonnene und bewusste Ernährung verhindert. Der Verlust von ein oder zwei Kilo pro Woche entspricht der erwarteten Wirkung einer ketogenen Ernährung, da dadurch die Glykogenvorräte erschöpft und entleert wurden.

Ebenfalls zu beachten ist, dass der Abnehmprozess sich auf natürliche Art und Weise verlangsamt, sobald das ideale Gewicht erreicht wurde. Sollte das tatsächliche Gewicht von dem persönlichen Idealgewicht abweichen, oder gesundheitliche Konsequenzen haben, kann der tägliche Kohlenhydratanteil einfach erhöht werden.

Dasselbe gilt, wenn die von der Diätform festgesetzte Menge an Kohlenhydraten dein persönliches Wohlbefinden beeinträchtigt. Aber natürlich sollte dabei beachtet werden, dass je mehr Kohlenhydrate aufgenommen werden, desto mehr beeinträchtigt dies den Abnehmprozess.

Das Leben mit der ketogenen Ernährung

In der Regel werden in der Mehrheit von Diätbüchern zahlreiche umfassende Listen mit Ernährungsplänen gestellt. Jedoch haben Ernährungspläne oft einen zu starren Charakter, der nur schlecht in den Alltag integriert werden kann. Deshalb wurde hier von solchen Ernährungsplänen absichtlich abgesehen.

Ebenso ist das Prinzip der ketogenen Ernährung ohne Mühe gut nachvollzuziehen und durchzuführen. Grundsätzlich bedeutet dies, der Verzicht auf Kohlenhydrate.

Aber natürlich wird auch bei dieser Diät ein gewisses Maß an Disziplin benötigt. Den Versuchungen unterwegs sollte widerstanden werden. Anstatt auf Fastfood, wie einen Burger auf die Schnelle zurückzugreifen, bietet die ketogene Ernährung doch genügend ebenso zufriedenstellende Alternativen in jedem Supermarkt oder Metzgerei um die Ecke. So einfach ist das Prinzip.

Natürlich gibt es noch die Möglichkeit, Versuchungen durch gezielte Vorbereitung zu vermeiden. Anstatt also auf Imbissketten oder Kantinen mit nur einer sehr eingeschränkten Auswahlmöglichkeit angewiesen zu sein, sind selbstzubereitete Mahlzeiten die perfekte Lösung, um die ketogene Ernährung einzuhalten.

Denn oft enthalten schnelle Mahlzeiten vom Imbiss oder der Kantine auch eine Menge Kohlenhydrate. Bei vorbereiteten Mahlzeiten hat man selbst die Kontrolle, wieviel Kohlenhydrate man einnimmt.

Ebenso ist es wichtig, eine bestimmte Anzahl an Mahlzeiten pro Tag einzuhalten. Dies hat wie bereits erwähnt mit der Ausschüttung von Insulin, das den Fettabbau beeinträchtigt, zutun. Das hat eine deutlich höhere Bedeutung, als ein zusammengestellter Ernährungsplan.

Möchte trotzdem nicht auf einen ketogenen Ernährungsplan verzichtet werden, bitte ich um eine kurze E-Mail mit dem Stichwort: Keto. Zu gegebener Zeit werden noch der ketogenen Ernährung entsprechende Ernährungs- und Diätpläne erstellt.

Kapitel 10
Sport mit der ketogenen Ernährung

In der allgemeinen Auffassung ist die Lösung für Übergewicht Sport. Dies ist aber oft nicht der Fall. Grundsätzlich ist Sport auch eine Möglichkeit um Gewicht zu verlieren.

Dabei wird aber nicht in Betracht gezogen, dass ein umfangreiches Sportprogramm notwendig ist, um gezielt und vernünftig abzunehmen. Zahlreiche Trainingseinheiten haben zur Folge, dass eine Menge an Energie verbraucht wird, wodurch man natürlich auch abnimmt.

Aber ein derart umfangreicher Trainingsplan lässt sich nur schwer in den Alltag integrieren und ist schwerer zu bewältigen, als die ketogene Ernährung. Ebenso muss eine derartige Maßnahme konsequent durchgeführt werden. Allenfalls tritt der Jo-Jo-Effekt auf.

Ebendies war der Fall, als ein bekannter deutscher Politiker, der an Übergewicht litt, für einen

Marathonlauf trainierte. Dieser Politiker verlor dadurch automatisch an Gewicht. Als dieser jedoch die Stelle als Außenminister antrat, fehlte die Zeit zum Trainieren und der Politiker hat wieder stark an Gewicht zugenommen.

Dennoch hat Sport einen sehr nutzbringenden Charakter. Dies sollte selbstredend in Maßen ausgeführt werden. Denn sportliche Betätigung regt zusätzlich den Fettstoffwechsel an und ermöglicht ein besseres Körperempfinden. Ausdauersportarten, wie Walking, Jogging und Schwimmen eignen sich als sportliche Betätigung neben der ketogenen Ernährung.

Walking oder Jogging sollte jedoch bei starkem Übergewicht vermieden werden, da diese Sportarten eine hohe Belastung für die Gelenke bedeuten und sich so negativ auf die eigene Gesundheit auswirken kann.

Ebenso hilfreich ist Krafttraining, da durch den Muskelaufbau Fett abgebaut wird. Dies ist für den Abnehmprozess durchaus förderlich.

Kapitel 11

Was tun, wenn ich die ketogene Ernährung nicht durchhalte?

Eine besonders wichtige Rolle, die bei dieser, wie auch jeder anderen Diät, ist die Versuchung nach Verbotenen. Immer wieder werden sich Gelegenheiten ergeben, die die Einhaltung der ketogenen Ernährung erschweren.

Es wird auch sicherlich der Moment kommen, wo man der Versuchung erliegt und Nahrungsmittel oder Mahlzeiten einnimmt, die der ketogenen Diät widersprechen. Anschließend folgen oft auf dem Genuss die Schuldgefühle.

Dies ist aber kein Grund, die ketogene Ernährung abzubrechen. Es liegt in der menschlichen Natur, Fehler zu machen und ein kurzer Moment der Schwäche ist noch lange kein Grund zu verzweifeln und aufzugeben.

Wichtig ist aber, dass solche Momente der Schwäche nicht zur Gewohnheit werden und der

Ausrutscher eine einmalige Sache bleibt. Es ist kein Problem die festgesetzte Menge an Kohlenhydraten pro Tag zu überschreiten, es wird nur zu einem Problem, wenn die Menge an Kohlenhydraten wiederholt überschritten werden.

Als Hilfestellung zu dieser Problematik bietet die Mentalität des bekannten Motivationstrainers Dale Carnegie an: In seinem Buch „Sorge dich nicht, lebe!" spricht er darüber, dass jeder Tag als neues Leben begriffen werden soll und dementsprechend auch gehandelt werden soll.

Dies bedeutet, wenn heute ein Fehler gemacht wurde und der Versuchung nicht widerstanden werden konnte, dann quäle dich nicht weiter mit Schuldgefühlen und führe die ketogene Ernährung am nächsten Tag einfach wieder fort. Geändert kann das Geschehene so oder so nicht.

Kapitel 12
Fang jetzt sofort an!

Die ketogene Ernährung bietet eine gute Möglichkeit dein Ziel, einen dauerhaften Gewichtsverlust, zu erreichen. Es ist ein einfaches Prinzip, um in ein paar Wochen oder Monaten das gewünschte Idealgewicht zu erreichen und wirst dabei durch diese Lebensweise mit einem guten Körpergefühl begleitet.

Wichtig zu begreifen ist, dass diese Ernährungsform sich nicht nur auf ein paar Wochen beschränkt, sondern eine dauerhafte Lebensweise ist. Nur so kann diese Methode eine Wirkung erzielen. Da diese Ernährungsform im Prinzip sehr simpel ist, ist es auch nicht schwer, diese auch nach der gewünschten Gewichtsabnahme fortzusetzen.

Durch dieses E-Book werden neue Wege und Möglichkeiten aufgezeigt, die dir ein neues Lebensgefühl und Lebensqualität einbringen. Zu beachten ist, dass dieses E-Book nur eine komprimierte, aber gründliche Darstellung der wichtigsten Prinzipien und Informationen der ketogenen Ernährungsform darstellt. Wichtig ist, dass man sich nicht nur allein auf dieses E-Book verlassen soll, sondern man muss sich auch selbst mit Do's und Don'ts auseinandersetzen und ein Gefühl bekommen, welche Lebensmittel für einen persönlich und für diese Ernährungsweise geeignet sind.

Ebenso sollte nicht auf Lebensmittel oder Mahlzeiten verzichtet werden, die du gerne einnimmst, auch wenn diese nicht unbedingt der ketogenen Diät entsprechen. Natürlich in Maßen, ohne Reue und mit Genuss.

Denn wenn auf geliebte Lebensmittel verzichtet wird, nur weil sie nicht unbedingt zu der ketogenen Ernährung passen, wird es schwierig, diese neue Ernährungsweise dauerhaft in den persönlichen Alltag zu integrieren.

Dieses Buch bietet einen perfekten Start in die ketogene Ernährungsweise und damit auch zum gewünschten Idealgewicht.

Für weitere Informationen rund um die ketogene

Ernährung stehe ich gerne per Mail zur Verfügung.

Kapitel 13
Rezepte zum Abnehmen

Rühreier auf französische Art

Folgende Zutaten benötigst du für diese lockeren und saftigen Rühreier

2 EL Butter oder Kokosöl

6 große Eier

2 Kirschtomaten, kleingeschnitten

½ TL Salz

½ TL Pfeffer

2 EL saure Sahne oder Crème Fraîche

120g Lachs

Zunächst das Öl bzw. die Butter in einer Pfanne erhitzen. In der Zwischenzeit die Eier aufschlagen und mit den kleingeschnittenen Tomaten vermischen. Mit Salz und Pfeffer abschmecken. Die Eier in die Pfanne geben und fest werden lassen. Dabei ständig rühren. Danach die saure Sahne oder Crème Fraîche unterrühren. Zum Schluss den Lachs hinzugeben.

Frühstückspizza ohne Milch

Zutaten für 4 Personen:

Für den Boden:
8 große Eier
½ Packung Backpulver
2 TL Pizzagewürz
Gehackte italienische Kräuter

Für den Belag:
Tomatenmark
6 Scheiben gekochten Schinken
500g Mozzarella

Zunächst den Backofen vorbereiten. Optimal ist eine hohe Pfanne (Durchmesser etwa 20 cm) oder ein kleines Backblech mit einem hohen Rand. Die Eier trennen und steif schlagen. Danach das Eigelb schaumig rühren und unter die Eiweißmasse heben. Danach die Eiermischung auf das Backblech geben und etwa 18 Minuten bei 170 Grad backen. Danach aus dem Ofen nehmen und mit Öl bestreichen.

Für die Pizzasoße einfach das Tomatenmark mit etwas Wasser verrühren und auf den Boden streichen. Nun den Schinken darauf verteilen. Den Käse klein schneiden und auf die Pizza legen. Nun die Pizza weitere 5 bis 7 Minuten backen, bis der Käse zerlaufen ist.

Panierte Hähnchenbrust auf gemischtem Salat

Du brauchst für vier Personen folgende Zutaten:

50g feingehackte Pistazien
4 Hähnchenbrustfilets (ca. 500g)
2 Eier
1 grünen Salatkopf
4 Tomaten
1 Gurke
Essig und Öl für das Dressing
Salz und Pfeffer

Ein zu panierendes Schnitzel scheint auf den ersten Blick nicht zur ketogenen Diät zu passen. Bei diesem Rezept besteht die Panade allerdings nicht aus Semmelbrösel, sondern aus feingehackten Pistazien. Falls diese noch nicht gehackt sind, ist es deine erste Aufgabe, sie möglichst fein zu hacken.

1. Das Hähnchenbrustfilets mit dem Fleischklopfer behandeln, damit es schön flach ist. Danach salzen und pfeffern. Die Eier in einem tiefen Teller verquirlen und dann das Fleisch hindurchziehen. Jetzt in einen zweiten Teller die gehackten Pistazien anrichten und das Schnitzel auch hier durchziehen (panieren). Gib nun etwas Öl in eine Pfanne und brate die Hähnchenschnitzel knusprig braun. In der Zwischenzeit kannst du den Salat zubereiten.

2. Den Salat waschen und die Einzelteile in mundgerechte Stücke teilen. Du kannst auch einen anderen Salat verwenden. Einfach diesen mit Olivenöl und Balsam-Essig beträufeln, mit Salz und Pfeffer würzen.

Lachs mit Soße Béarnaise und Brokkoli

Brokkoli gehört nicht gerade zu dem beliebtesten Gemüse. Vollkommen zu unrecht. Ist er gut zubereitet, schmeckt er einfach köstlich, hat wenige

Kohlenhydrate und ist sehr gesund.

Folgende Zutaten benötigst du für 4 Personen:

4 Lachsfilets (ca. 500g)

2 Köpfe Brokkoli

100g Spinat

7 Esslöffel Olivenöl

4 Eigelbe

1 Zitrone

2 Schalotten

150g Butter

Salz und Pfeffer

Zubereitung (Dauer etwa 40 Minuten):

1. Den Ofen auf 180 Grad vorheizen. Den Brokkoli waschen und klein teilen. Danach auf einen Backblech in den Ofen schieben und dort garen.

2. Olivenöl in der Pfanne erhitzen und den Lachs darin von allen Seiten anbraten. Nicht zu lange, denn der Lachs sollte noch nicht gar sein. Nun den Lachs zu dem Brokkoli in den Ofen geben und fertig garen.

3. Den Spinat in einer Pfanne einfach erhitzen. Das dauert nur ein paar Minuten, denn der Spinat fällt nach kurzer Zeit zusammen.

4. Nun die Soße Béarnaise zubereiten. Das erfordert ein bisschen Fingerspitzengefühl. Zunächst die Zitrone auspressen, danach die Schalotten schälen und in kleine Stücke zerteilen. Eigelb, Zitronensaft, Salz, Pfeffer und die Schalotten in den Mixer geben. Nun die Schalotten zerkleinern. Jetzt die Butter vorsichtig schmelzen. Den Ofen dabei nicht zu hochschalten, denn die Butter soll nicht verbrennen. Den Mixer auf kleine Stufe schalten und die zerlassene Butter langsam zu der Mischung geben. Die Soße dickt langsam ein.

5. Danach holst du den Lachs und den Brokkoli aus dem Ofen und richtest alles zusammen mit der Sauce auf einen Teller an.

Gegrillte Forelle

Du benötigst folgende Zutaten für sechs Personen

Für den Fisch:

2 ausgenommene Forellen

Abgeriebene Schale von 2 Zitronen

Salz

Pfeffer

2 El Öl

Für die Soße

4 EL Butter oder Kokosöl

1 Zwiebel

2 Tomaten

2 Stängel frischer Thymian

1 Zitrone

1 EL Brühe

Abgeriebene Schale von einer Zitrone

Auf dem ersten Blick wirkt das Rezept ein wenig schwierig, ist es aber nicht. Probiere es einfach aus. Du wirst sehen, es ist ganz einfach und die Forellen schmecken einfach köstlich.

1. Du beginnst mit der Soße: Die Butter in einem Topf erhitzen, die Zwiebeln in Ringe schneiden und hinzugeben. Diese nun 10 Minuten dünsten, bis sie glasig sind. Die kleingeschnittenen Tomaten, den Thymian und die Zitronenscheiben hinzugeben. Das Ganze weitere 10 Minuten dünsten. Immer wieder

umrühren.

2. Nun die Brühe hinzugießen und bei starker Hitze auf die Hälfte einkochen. Die Brühe durch ein Sieb in einen Topf gießen.

3. Nun die Soße weitere 20 Minuten bei geringer Hitzezufuhr köcheln lassen. Mit Salz und Pfeffer abschmecken und warm stellen.

4. Nun die Grill-Funktion im Backofen einschalten.

5. Die Forellen von beiden Seiten tief einschneiden. Die Innenseite mit der abgeriebenen Zitronenschale, Salz und Pfeffer würzen.

6. Nun die Forellen von beiden Seiten 7 bis 8 Minuten im Backofen grillen lassen.

Burger aus Tomaten und Parmesan

Ein kleines, aber feines Gericht, das sich sowohl als Hauptspeise als auch zum Frühstück eignet.

Zutaten für 4 Personen:

4 EL Kokosöl

2 große Eier

100g geriebener Parmesan

1 oder 2 große rote, gelbe oder grüne Tomate, nach Belieben

1. Zunächst das Kokosöl in einer Pfanne erhitzen

2. Eier in einem Teller verquirlen

3. Den Parmesan in einen weiteren Teller geben

4. Die Tomaten in dicke Scheiben schneiden. Zunächst in der Eimasse, dann im Parmesan wenden und etwas andrücken. Die Tomaten müssen von beiden Seiten vom Käse bedeckt sein.

5. Nun die Burger in der Pfanne braten, bis der Käse goldgelb ist und anschließend sofort servieren

Hackbraten

Nun ein Klassiker, der sehr gut zur ketogenen

Ernährung passt. Es lohnt sich davon eine größere Portion herzustellen. Reste kannst du einfrieren und dann mit in die Arbeit nehmen.

Du brauchst folgende Zutaten für 8 Personen:

1 EL Butter

1 klein gewürfelte Zwiebel

1 TL Meersalz

1 kg Rinderhackfleisch

2 große Eier

100g frische Champignons

60 ml Tomatensoße (siehe unten)

30g Hartkäse

8 Scheiben Frühstücksspeck

Tomatenmark

1. Zunächst den Backofen auf 200 Grad vorheizen

2. Dann in einer Pfanne die Butter erhitzen, Zwiebeln und Salz hinzugeben und glasig dünsten. Die Zwiebeln in eine Schüssel geben und abkühlen lassen

3. Das Hackfleisch mit Eiern, Pilzen, Käse, Tomatensauce und abgekühlten Zwiebeln

vermischen.

4. Die Hackmasse in eine Kastenform geben und mit den Speckscheiben belegen. Die Enden dabei in die Hackmasse stecken, denn sonst wölbt sich der Speck.

5. Den Hackbraten etwa eine Stunde backen. Danach aus dem Ofen nehmen und eine viertel Stunde ruhen lassen.

6. Jetzt aus der Form stürzen und mit Tomatensauce servieren.

Zubereitung der Tomatensauce:

Die einfachste Möglichkeit, eine leckere Tomatensauce zuzubereiten geht folgendermaßen:

Du nimmst Tomatenmark aus der Tube und verrührst diese einfach mit Wasser. Nun nur noch Gewürze, Salz und Pfeffer hingeben und schon ist die leckere Soße fertig. Ganz ohne Mehl und andere Verdickungsmittel.

Hinweis: Du kannst aus diesem Rezept auch kleine Hacktörtchen machen. Einfach statt einer großen Auflaufform kleine Muffinformen verwenden.

Hühnchen mit Zucchini-Spaghetti

Zutaten für 4 Personen:

4 Hähnchenschenkel mit Haut
Kokosöl
Salz und Pfeffer

Für die Sauce:
5 EL Butter
2 Paprikaschoten in verschiedenen Farben
1 klein geschnittene Zwiebel
100g Champignons, geviertelt
180 ml Brühe, instant
80g Doppelrahmfrischkäse
2 Eigelbe
1 EL Zitronensaft
½ TL Paprikapulver
2 Zucchini
Salz und Pfeffer

1. Zunächst die Hähnchenschenkel mit Salz und Pfeffer würzen und dann in der Pfanne braten. Die Schenkel dabei mehrmals wenden. Das dauert ungefähr 20 Minuten. Wenn sie gar sind, die Schenkel vom Herd nehmen und beiseite stellen.

2. Für die Sauce: Die Butter in einen Topf erhitzen, bis sie anfängt zu schäumen und braun wird. Nun die Hitze reduzieren. Nun Paprika, Zwiebeln und die Pilze hinzugeben und alles in etwa 8 Minuten weich garen.

3. Die Brühe mit dem Frischkäse vermischen und glattrühren und unter das Gemüse heben.

4. Nun mit dem Quirl Eigelb, Zitronensaft und Paprika verquirlen. 100ml Sauce aus dem Topf nehmen und langsam in das Eigelb fließen lassen.

5. Jetzt die Eigelbmischung in die Sauce rühren. Die Sauce darf nicht zu heiß sein, da sie sonst gerinnt. Nun zwei Minuten weiterrühren, bis die Sauce eindickt.

6. Das Hühnerfleisch vom Knochen ablösen und in

kleine Stücke schneiden. Dieses nun in die Gemüsesauce geben und zusammen erwärmen.

7. Die Zucchini in feine Streifen schneiden. Die Zucchini auf vier Teller anrichten und die Hähnchensauce darüber geben.

Süßspeisen

Zucker gehört natürlich nicht im Übermaß zu einer ketogenen Ernährung. Wer trotzdem auf Süßes nicht verzichten mag, dem stehen einige Zuckerersatzstoffe zur Verfügung. Diese schmecken zwar süß, haben aber nicht die negativen Eigenschaften vom Einfachzucker. In den folgenden Rezepten werden Xylit und Erythrit verwendet. Beide sind im Internet oder im Reformhaus problemlos zu bekommen.

Himbeerkuchen ohne Mehl

Wenn du denkst mit der ketogenen Ernährung gäbe es keinen Kuchen mehr, dann hast du dich geirrt. Es gibt sehr gute Rezepte für Kuchen, die ohne Mehl auskommen und perfekt zu deiner neuen Ernährungsform passen.

Hier ein Rezept für vier Personen.

100g Butter

5 Eier

20g Xylit

180g Mandeln

1 Teelöffel Vanillezucker

1 Päckchen Backpulver

100g Sahne

600g Himbeeren

1 Packung Tortenguss

Etwas Xylit für den Tortenguss

1. Zunächst den Backofen auf 180 Grad vorheizen. Die Butter schmelzen lassen. Bitte auf die Temperatur achten. Nicht zu hoch einschalten, denn sonst besteht die Gefahr, dass die Butter verbrennt.

2. Jetzt die Eier trennen und das Eiweiß steif schlagen. Es darf sich kein Eigelb im Eiweiß befinden, denn das Fett im Eigelb verhindert, dass das Eiweiß die richtige Festigkeit bekommt. Wenn

du die Schüssel umdrehen kannst und es läuft kein Eiweiß aus, dann passt die Festigkeit.

3. Das Eigelb mit 180 Gramm Xylit vermischen und schaumig rühren. Sahne und Butter hinzugeben. Die Mandeln mit Backpulver vermischen und zum Eigelb geben. Jetzt das Eiweiß unterheben. Bitte nur sehr vorsichtig rühren, denn es soll nicht zusammenfallen.

4. Eine Springform gut mit Backpapier auslegen und den Rand einfetten. Die Masse einfüllen und 30 Minuten backen. Danach den Tortenboden auskühlen lassen und aus der Springform lösen. Den Tortenboden eine Nacht aufbewahren.

5. Du kannst nun den Tortenboden ganz normal mit den Früchten belegen. Den Tortenguss nach Packungsbeilage vorbereiten und auf die Früchte geben. Den Himbeerkuchen schneiden und servieren.

Selbstverständlich sind auch andere Früchte möglich. Dieser Tortenboden ohne Mehl dient als Grundlage für andere Torten. Verwende das Rezept ruhig zweimal oder dreimal. Fülle den Boden mit einer Sahne- oder Buttercreme und du kannst eine Torte damit zubereiten. Deiner Fantasie sind dabei keine Grenzen gesetzt.

Brownies

Erneut ein Klassiker, der ein wenig abgewandelt wurde, damit er zu den Grundsätzen einer ketogenen Ernährung passt.

Für den Teig:
Fett für die Backform
160ml Kokosöl oder Butter
200g Kuvertüre
300g Erythrit
Mark einer Vanilleschote
5 große Eier
Etwas Salz

Für die Schokochips:
70g Kakaobutter
110g dunkle Kuvertüre, zerkleinert
5 EL Erythrit
1 TL Vanilleextrakt

Für die Glasur:

250g Butter

3 EL Erythrit

1 TL Steviaextrakt

250g Doppelrahmfrischkäse

100ml ungesüßte Mandelmilch

1. Zunächst den Backofen vorheizen und die Form einfetten. Du kannst entweder ein normales Brownie-Backblech oder eine Springform verwenden.

2. Für den Teig erwärmst du die Butter oder das Kokosöls und fügst die Kuvertüre in kleinen Portionen hinzu. Danach Erythrit, Vanillemark und Salz unterrühren. Im Kühlschrank abkühlen lassen.

3. Das Eiweiß steif schlagen und das Eigelb unterrühren.

4. Nun die abgekühlte Masse unter das Eiweiß geben und auf das Backblech aufstreichen

5. Nun den Teig etwa 20 Minuten backen

6. In der Zwischenzeit ein Backblech mit Backpapier auslegen.

7. Für die Schokochips die Kuvertüre und die Kakaobutter in einem Wasserbad erhitzen und schmelzen lassen. Ständig rühren und dabei das Erythrit und das Vanilleextrakt hinzugeben.

8. Du kannst die Masse entweder auf Backpapier aufspritzen oder aufstreichen und danach backen.

9. Nun bereitest du die Glasur zu. Die Butter in einen Topf erhitzen und dabei immer umrühren. Erythrit und Steviaextrakt hinzugeben und 5 Minuten weiterrühren. Nun die Mandelmilch und den Doppelrahmfrischkäse hinzugeben und bei kleinerer Temperatur weiterrühren. Die Masse 20 Minuten im Kühlschrank auskühlen lassen und danach die Schokochips unterheben.

10. Die Brownies in kleine Stücke schneiden und mit Glasur überziehen.

11. Wenn du die Brownies mit einer Glasur überziehst, sollten sie möglichst sofort verzehrt

werden. Falls du diese auf Vorrat vorbereiten willst, ist es zu empfehlen, dass du die Brownies und die Glasur getrennt aufbewahrst und sie erst kurz vor dem Servieren vereinst.

Meine Empfehlung

Um dir mehr Infos als in diesem Buch zu bieten, empfehle ich dir nachfolgend eine **Webseite** auf der du 2 Fragen zum Thema Abnehmen **komplett kostenlos** beantwortet bekommst.

Klicke hierzu einfach jetzt auf den nachfolgenden Link und stelle dort deine 2 Fragen:

http://www.erfolgreiche-fettverbrennung.de/u1/

Haftungsausschluss

Der Inhalt dieses Buchs wurde mit großer Sorgfalt geprüft und erstellt. Der Autor übernimmt keinerlei Gewähr für die Aktualität, Korrektheit, Vollständigkeit oder Qualität der bereitgestellten Informationen und weiteren Informationen.

Es wird keine juristische Verantwortung oder Haftung für Schäden übernommen, die durch kontraproduktive Ausübung oder durch Fehler des Lesers entstehen. Es kann auch keine Garantie für Erfolg übernommen werden.

Der Autor übernimmt daher keine Verantwortung für das Nicht-Erreichen der im Buch beschriebenen Ziele.

Dieses Buch enthält Links zu anderen Webseiten. Auf den Inhalt dieser Webseiten haben wir keinen Einfluss.

Deshalb kann auf den dortigen Inhalt auch keinerlei Gewähr übernommen werden. Die verlinkten Seiten wurden zum Zeitpunkt der Verlinkung auf mögliche Rechtsverstöße überprüft.

Rechtswidrige Inhalte konnten zum Zeitpunkt der Verlinkung nicht festgestellt werden. Für die Inhalte der verlinkten Seiten ist ausschließlich der jeweilige Anbieter oder Betreiber der Seiten verantwortlich.

Das **Copyright** für veröffentlichte, vom Autor selbst erstellte Bilder, Grafiken, Tondokumente, Videosequenzen und Texte bleibt **allein beim Autor** des Buchs.

Eine Vervielfältigung oder Verwendung der Bilder, Grafiken, Tondokumente, Videosequenzen und Texte in anderen elektronischen oder gedruckten Publikationen ist ohne ausdrückliche Zustimmung des Autors nicht gestattet.

Der Autor behält es sich ausdrücklich vor, Teile der Seiten oder das gesamte Angebot ohne gesonderte Ankündigung zu verändern, zu ergänzen, zu löschen oder die Veröffentlichung zeitweise oder endgültig einzustellen.

Impressum

Veröffentlicht durch
Marco Reuter
Vinnhorster Weg 81
30419 Hannover

E-Mail: marco.reuter92@gmail.com

ISBN-13: 978-1544900407
ISBN-10: 1544900406